AF298071

Docteur René LE FUR

ANCIEN INTERNE DES HOPITAUX DE PARIS

EX-CHIRURGIEN DE L'HOPITAL PÉAN

SUR DEUX CAS

DE

PROSTATECTOMIE TOTALE

PAR LA VOIE PÉRINÉALE

*Communication faite à la sixième session de l'Association française
d'Urologie, Paris.*

BOURGES

IMPRIMERIE TARDY - PIGELET

15, RUE JOYEUSE, 15

1905

SUR DEUX CAS

DE

PROSTATECTOMIE TOTALE

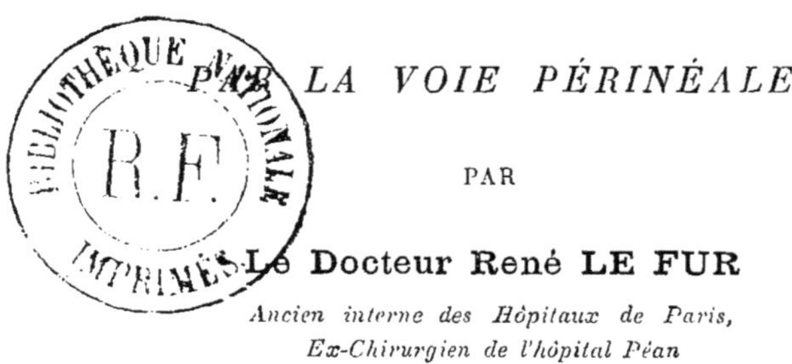

PAR LA VOIE PÉRINÉALE

PAR

Le Docteur René LE FUR

Ancien interne des Hôpitaux de Paris,
Ex-Chirurgien de l'hôpital Péan

J'ai eu l'occasion de pratiquer deux fois la prostatectomie totale par la voie périnéale. Il s'agissait de deux cas fort différents : si le premier de mes malades rentrait dans la catégorie des prostatiques ordinaires (hypertrophie de la prostate compliquée de rétention aiguë complète ayant résisté à tous les traitements), le second, au contraire, homme jeune, de 36 ans, était atteint de prostatite chronique avec rétention chronique incomplète, infection vésicale et rénale consécutives.

C'est en raison de la rareté du fait au point de vue clinique et opératoire que j'insisterai surtout sur cette seconde observation : l'on voit en effet rarement des prostatites chroniques s'accompagner de toutes les complications habituelles à l'évolution de l'hypertrophie de la prostate; c'est, en outre, à ma connaissance, le premier cas de prostatectomie périnéale pratiquée contre une prostatite chronique; l'extirpation de la prostate m'a permis, dans ce cas,

4

d'obtenir un examen histologique détaillé de la glande chroniquement enflammée, or l'on sait combien les examens histologiques complets sont rares dans les cas de prostatites chroniques pures.

Voici le résumé de mes deux observations.

OBSERVATION I.

Hypertrophie de la prostate. Rétention aiguë complète depuis un mois. Prostatectomie périnéale totale. Guérison.

P..., 62 ans. Autrefois, blennorrhagie durant très longtemps, avec goutte matinale persistant pendant de longues années.

Depuis plusieurs années, le malade se lève la nuit pour uriner ; depuis un an, 7 à 8 mictions nocturnes.

Un médecin consulté dit au malade qu'il ne vide pas sa vessie (2 à 300 gr. de résidu). Les urines sont claires. Jamais d'hématuries. Depuis trois jours, le malade urine goutte à goutte (incontinence par regorgement).

Examen 17 septembre 1902. — *Urèthre* : boule exploratrice 22, très serrée au méat. Multiples rétrécissements. Longue traversée prostatique.

Vessie : la sonde retire 650 gr. d'urines très foncées.

Prostate très volumineuse, surtout à gauche et sur la ligne médiane (2 gros lobes : gauche et moyen).

Il s'agit ici de la variété de prostate molle et vasculaire.

Deux jours après, le 19 septembre, le malade revient, ayant souffert beaucoup les deux jours précédents et présentant des symptômes de cystite intense (fréquence, douleur).

La rétention est presque complète. Le cathétérisme, difficilement pratiqué, permet d'évacuer plus d'un litre d'urines troubles ayant subi la transformation ammoniacale. Le malade entre à l'hôpital.

Pendant un mois, le malade garde une sonde à demeure. Tous les jours, on pratique un lavage au nitrate d'argent à 1/1000. Plusieurs fois, dans cet intervalle d'un mois, on essaye de retirer la sonde ; la rétention complète persiste ; les urines sont toujours troubles.

Le 18 octobre 1902, je pratique la *prostatectomie totale par la voie périnéale*, avec l'aide de mon collègue et ami Petit.

Après décollement du rectum, j'arrive sur la prostate dont

le lobe gauche, comme l'avait montré le toucher rectal, est beaucoup plus volumineux que le lobe droit.

Après incision médiane de la capsule, et ouverture de l'urèthre, immédiatement en avant du bec de la prostate, sur une étendue de 2 cm., j'essaie d'abaisser la prostate en appuyant sur le cathéter coudé d'Albarran, introduit dans l'urèthre, et en introduisant l'index dans la boutonnière uréthrale, mais en vain ; la glande forme un bloc absolument compact et immobilisable ; en outre, le périnée est très épais, et les doigts travaillent à une grande profondeur.

Je me décide alors à couper des coins de tissu glandulaire au milieu du gros lobe gauche ; après ce morcellement partiel, que conseille avec juste raison M. Albarran, la prostate s'abaissa très facilement, et le doigt introduit dans le col vésical put amener la prostate au niveau de la plaie périnéale. Je terminai par l'extirpation du lobe droit, devenue très facile, et je pus ainsi enlever tout le tissu glandulaire, sans avoir fait la moindre déchirure de la paroi inférieure de l'urèthre, et en m'étant servi d'une boutonnière uréthrale qui avait tout au plus deux centimètres ; j'avais trouvé inutile de la prolonger vers le col vésical, bien qu'il existât un lobe médian très net, faisant saillie dans la cavité vésicale sous forme de barre.

Le doigt introduit dans la vessie m'ayant montré qu'il n'y avait plus aucun vestige de tissu glandulaire, et que tout était parfaitement *souple* et *mobile* autour de l'urèthre prostatique et du col vésical, je suturai la partie postérieure de l'ouverture uréthrale, et laissai, suivant la recommandation de M. Albarran, un drain sortant par la partie antérieure.

Le poids de la prostate enlevée était de 40 gr.

Suites opératoires. — Le drain périnéal fut laissé en place 5 jours ; il amena quelques contractions pénibles et de légères hématuries ; puis il fut remplacé par une sonde à demeure très bien supportée. La plaie périnéale, au bout de 8 jours, s'est comblée des deux tiers ; à un seul moment le pansement prit une mauvaise odeur due sans doute au sphacèle de petits lambeaux de la plaie périnéale et qui céda très rapidement à un lavage au nitrate d'argent à 1/500. Au 8e jour, le malade, qui n'a pas eu le moindre choc opératoire, a engraissé ; les urines sont claires, et l'état général s'est déjà beaucoup remonté.

Fait très intéressant, le malade, aussitôt après l'ablation du drain périnéal, a uriné moitié par la verge, moitié par la plaie périnéale ; il avait retrouvé la contractilité de sa vessie, car il chassait nettement les dernières portions de l'urine après les lavages vésicaux. Dilatation aux Béniqué jusqu'au 60.

Quatre semaines après l'opération, la plaie périnéale est fermée, le malade vide complètement sa vessie ; l'état général est excellent.

L'urine contient toujours quelques petits grumeaux ; le malade, qui a repris sa vie habituelle, vient de temps en temps se faire faire un lavage de la vessie et de l'urèthre postérieur au nitrate d'argent faible. Le cathétérisme a toujours été assez facile, et n'a jamais nécessité le mandrin.

Les premières fois cependant, la sonde-béquille se trouvait légèrement arrêtée au niveau de l'urèthre postérieur par une saillie constituée sans doute par la cicatrisation de la brèche uréthrale.

Me figurant qu'en arrière de cet obstacle, existait une poche uréthrale formée aux dépens de l'urèthre prostatique (car je n'avais pas eu la précaution, pendant l'opération, d'enlever une partie de cet urèthre prostatique exubérant), poche où se formaient et s'accumulaient ces grumeaux rendus dans le premier verre, je me décidai à pratiquer des instillations de nitrate d'argent dans l'urèthre postérieur, en février 1902, c'est-à-dire *4 mois après l'opération*. Ces instillations provoquèrent à deux reprises différentes une *épididymite gauche* qui persista pendant longtemps (le malade n'en avait encore jamais eu).

Ce fait très intéressant montre nettement, 4 mois après l'opération, la persistance de la communication entre les voies génitales (canal déférent) et l'urèthre prostatique, ou la petite poche en cul-de-sac qui résultait de la prostatectomie : je n'avais pas en effet pratiqué la ligature des canaux déférents ; le sperme pouvait donc encore passer par l'urèthre.

En même temps, la cicatrice périnéale, qui était souple depuis longtemps s'indure, devient douloureuse, et laisse bientôt sourdre, tous les deux ou trois jours, quelques gouttes d'urine par un pertuis excessivement fin, à peine gros comme une tête d'épingle.

Je supprime alors les instillations. Mais le malade étant resté assez longtemps sans venir me voir, il se forme une petite rétention uro-purulente au niveau de la partie droite de l'ancienne cicatrice périnéale qui est indurée et douloureuse; la pression à ce niveau fait sourdre quelques grammes d'urines louches. L'incision de ce petit abcès, suivie d'un pansement à plat, en amène la guérison complète, mais pendant un mois encore environ, il s'écoule de temps en temps quelques gouttes d'urine par le périnée.

L'épididymite persiste encore longtemps, non douloureuse.

Un an après son opération, j'ai revu ce malade. Il se porte parfaitement bien, a repris sa vie très active, et bénit l'opération qui lui a rapporté une santé et une jeunesse qu'il avait perdues depuis longtemps. Il semble en effet, rajeuni de dix ans. Voici l'exposé exact de son état :

Mictions. — Fréquence : le jour, toutes les 3 ou 4 heures, la nuit 1 ou 2 fois, aucune douleur ; le malade sent seulement l'urine arriver au périnée ; il existe encore un très léger retard de la miction le matin.

Urines très claires, avec de très petits grumeaux.

Erections et éjaculations. — Supprimées depuis l'opération.

Epididyme. — On ne le sent plus qu'à peine.

Toucher rectal. — Paroi antérieure du rectum très souple. La pression n'est nullement douloureuse.

OBSERVATION II.

Prostatite chronique. Rétrécissement de l'urèthre. Rétention chronique incomplète. Infection vésicale et rénale double. Prostatectomie périnéale totale. Mort par urémie.

C..., 36 ans. Première blennorrhagie il y a 12 ans, durant plusieurs mois. Le malade garde une goutte. Double orchite plusieurs mois après. Pas de cystite.

Il y a 4 ans, le malade éprouve des difficultés de plus en plus grandes à uriner, de la difficulté et du retard à la miction le matin surtout, de la fréquence nocturne des mictions.

L'année dernière, le malade se décide à consulter un médecin qui lui passe un explorateur à boule olivaire n° 12 dans le canal : dilatations aux Béniqué ; à la 2ᵉ séance, violente hémorrhagie.

On pratique alors une uréthrotomie interne. Le malade

souffre beaucoup après l'opération ; le lendemain, la sonde à demeure qu'il avait est expulsée ; ponction aspiratrice sus-pubienne ; plus tard, on ne peut lui réintroduire qu'une sonde béquille n° 13. Les lavages vésicaux par la sonde étant mal supportés, on retire la sonde. Pas de dilatation après l'uréthro-tomie. Le malade raconte que ses urines qui étaient très claires avant cette opération, sont devenues et restées troubles depuis l'opération.

Il vient me consulter le 12 juin 1902.

Examen. — Pas de goutte uréthrale. *Très petit jet filiforme.* *Urines* très troubles avec filaments dans les 2 verres.

Mictions. — Fréquence, toutes les heures, le jour et la nuit. Douleur plutôt au début et à la fin de la miction.

Le malade est obligé de faire un grand effort au début de la miction ; le retard est très marqué.

Parfois envies impérieuses. Il existe toujours des contractions douloureuses au début de la miction qui rendent celle-ci très pénible.

Urèthre. — Avec un explorateur n° 20, 3 rétrécissements dans l'urèthre pénien. Un 14 passe avec peine au niveau du bulbe.

Prostate grosse, très indurée. Il existe 2 lobes très nettement séparés, à surface lisse ; le lobe gauche est plus volumineux. Massage douloureux. Urines, après massage, très troubles avec très nombreux grumeaux.

Vessie. — La vessie ne se vide pas. 150 à 200 gr. de résidu (urines très troubles avec de nombreux grumeaux). D'ailleurs la palpation hypogastrique avait permis de constater de la ma-tité et de la douleur dans la région sus-pubienne, dues sans doute au globe vésical distendu ; il existe même au-dessus du pubis un point spécialement douloureux que le malade attri-bue à la ponction hypogastrique pratiquée après son uréthro-tomie : il prétend même que, lorsque sa vessie se remplit, il éprouve à ce niveau des tiraillements.

Urines. — Contiennent de l'albumine (0 gr. 90) par litre ; beaucoup de pus et de très nombreux microbes : coli-bacille, streptocoque et bacille de Friedlander.

Traitement. — Urotropine, 1 gr. 50 par jour. Dilatation de l'urèthre par les bougies molles d'abord, puis aux béniqués. Massages de la prostate. Lavages et instillations de nitrate d'argent. Les dilatations poussées jusqu'au 54 béniqué, après méatotomie *ne modifient en rien le jet qui reste toujours fili-forme*, même lorsque le malade urine de suite après une séance de dilatation ; il semble donc bien que l'obstacle, dans ce cas, est prostatique bien plus qu'uréthral ; d'ailleurs le passage de grosses boules exploratrices et de gros béniqués permet de sentir bien nettement, à 2 ou 3 cm. en arrière du sphincter, dans l'urèthre prostatique par conséquent, des bosselures très nettes. Les plus gros béniqués même qu'on a pu introduire (54), rencontrent encore plus loin au niveau du col une vraie barre prostatique très saillante ; pour la leur faire franchir, il faut abaisser très bas le manche du béniqué ; on sent alors que le bec entre dans la vessie, après avoir accroché une saillie très prononcée.

Les massages de la prostate, d'abord douloureux, sont en-suite bien supportés, et permettent d'évacuer des sécrétions glandulaires, car les urines sont beaucoup plus troubles après ; ils facilitent la miction, d'après le malade ; mais la seule chose qui provoque un jet relativement puissant et fort, c'est le coït qui agit sans doute en vidant la glande, et en la décongestion-nant ainsi.

Les lavages vésicaux au nitrate d'argent ramènent énormé-ment de grumeaux et de saletés ; je les pousse jusqu'à 1/300, car ils sont bien supportés, même à cette dose.

Les mois de *juillet, août* et *septembre 1902*, sont particuliè-rement mauvais pour le malade, il survient une série de pous-sées rénales, dont quelques-unes très graves, avec un très mauvais état général (nausées, fièvre et frissons, soif intense, vomissements, anorexie complète). C'est seulement alors que je constate un rein droit mobile infecté, et pendant une des poussées rénales, je trouve le rein gauche douloureux et très augmenté de volume (il dépasse de 3 travers de doigt le rebord des fausses côtes).

Le jet d'urine est toujours aussi filiforme, malgré les hautes dilatations ; le coït n'amène plus aucune amélioration dans la miction, la prostate est un peu moins grosse, mais possède toujours 2 lobes nets et saillants, surtout le lobe gauche.

Je remarque, en outre, que pour passer les béniqué, il faut faire décrire à ceux-ci une courbe très brusque, immédiate-ment au-dessous du pubis ; si l'on n'y prend garde, les béni-qué, comme tous les autres instruments d'ailleurs, s'enfoncent dans le cul-de-sac du bulbe et se coiffent de la muqueuse à ce niveau. Les gros béniqué provoquent des douleurs atroces, dit le malade : c'est comme s'ils « *faisaient éclater son canal,* prétend-il, *surtout dans la profondeur* ».

Je fais entrer ce malade dans une maison de santé, et

devant la persistance de ces troubles de la miction, de la rétention chronique incomplète, compliquée d'infection grave des voies urinaires, mettant sa vie en danger, devant la certitude que tous ses troubles sont d'origine prostatique, je pratique, le 10 octobre 1902, *la prostatectomie totale par la voie périnéale,* que j'avais déjà proposée au malade deux mois auparavant.

Je ne puis introduire jusque dans l'urèthre postérieur le cathéter coudé d'Albarran, et j'en ai l'explication quand, après avoir pratiqué l'incision prérectale habituelle, je tombe sur un bulbe de l'urèthre énorme ; la cavité formée par le bulbe dilaté est bien grosse comme une petite noix, et forme une masse sombre, mince, et tremblotante.

Pour éviter cette dilatation bulbaire considérable, je me porte un peu en arrière, et cherche l'espace décollable recto-prostatique, mais en vain, il semble qu'il existe à ce niveau de très nombreuses adhérences ; pendant ces recherches, je blesse même légèrement le rectum dont l'ampoule poussait très nettement un prolongement sus-bulbaire, disposition sur laquelle Proust a insisté. Suture immédiate de la plaie rectale.

Je tombe enfin sur l'espace décollable. La prostate apparaît alors recouverte de l'aponévrose prostato-péritonéale ; elle ne fait pas grande saillie et ne semble pas très volumineuse. Incision de la capsule très adhérente à la glande. Je poursuis le décollement très haut, surtout à gauche, malgré ses difficultés. Je fais alors le tour des deux lobes prostatiques que je sens très bien, ils ne sont pas très gros, mais semblent au doigt très bombés et très durs ; en outre, ils remontent haut du côté de la vessie.

Boutonnière uréthrale de 2 cm. environ sur le cathéter coudé, que j'ai enfin réussi à faire pénétrer dans l'urèthre prostatique, en le guidant à travers la paroi uréthrale, et en en soulevant le bec, pour lui faire franchir la cavité dilatée du bulbe. J'introduis alors mon index dans l'urèthre prostatique, mais il m'est absolument impossible de l'y faire avancer, je le sens enserré de toutes parts ; il en est de même de mon petit doigt, qui éprouve une résistance invincible de la part de ces tissus prostatiques périuréthraux excessivement durs et qui ne se laissent absolument pas repousser. Je puis enfin introduire un béniqué 52 qui avance, bien que très serré, et finit par lutter contre un obstacle au niveau du col (barre prostatique). Me rappelant mon premier cas de prostatectomie, je me décide à pratiquer le morcellement de la partie antérieure des lobes latéraux, en sculptant l'urèthre prostatique. Je puis alors facilement introduire mon petit doigt, puis mon index, et sentir l'épaisseur du tissu prostatique qui entoure la partie postérieure de l'urèthre prostatique et le col vésical; elle est assez considérable, mais surtout très dure et très résistante, ne permettant pas encore d'abaisser le col. Extirpation du lobe droit puis du lobe gauche, en deux ou trois prises; le tissu prostatique est très dur à couper et crie sous les ciseaux, il semble très scléreux et saigne très peu.

C'est seulement à ce moment que tout le liquide contenu dans la vessie s'écoule en abondance. Il en restait encore beaucoup, bien que le malade, sous l'influence de contractions vésicales violentes, ait vidé sa vessie au début de l'opération, ce qui prouvait l'existence d'un bas-fond vésical très prononcé. Le liquide sort *nettement purulent*, ramenant un grand nombre de peaux et de grumeaux qui devaient stagner dans les parties les plus déclives du bas-fond vésical, et que les lavages vésicaux ne pouvaient sans doute entraîner.

A droite, je vois très nettement la section du canal éjaculateur, en arrière duquel je sens le canal déférent et la vésicule séminale ; à gauche, je ne vois rien au milieu des débris de la capsule ; mais je sens la vésicule séminale gauche épaissie. J'avais d'abord formé le projet, étant donné l'âge du malade et pour lui conserver ses fonctions génitales, d'aboucher les canaux éjaculateurs ou les ampoules des canaux déférents et des vésicules séminales dans la boutonnière uréthrale ; mais le pouls du malade devenant faible, et l'opération ayant été un peu longue, je me décide à sectionner l'ampoule du canal déférent et la vésicule séminale, de chaque côté, puis à faire une ligature de ces conduits au catgut. On voit alors très bien les orifices des deux conduits. A droite, j'ai même sectionné une partie du cul-de-sac péritonéal.

Mise en place du drain périnéal qui remplit presque complètement la boutonnière uréthrale ; aussi n'y a-t-il pas besoin de sutures. Le malade n'a pas beaucoup saigné, sauf au moment de la section des vésicules séminales ; mais un tamponnement a vite arrêté l'hémorrhagie. Cependant, le pouls est faible, le malade a été cyanosé pendant le chloroforme (il a eu autrefois une double pleuro-pneumonie). Caféine, éther, sérum.

Suites opératoires. — Le drain fonctionne bien ; mais je suis obligé de le raccourcir. La plaie a très bon aspect. Mais le pouls devient au bout de quelques jours de plus en plus rapide (de 130 à 140). Température 36° à 34°. Céphalalgie, vomissements, sueurs d'urée. Diminution des urines, puis anurie presque complète. Le malade meurt d'urémie le 8° jour après l'opération.

L'*examen histologique* de la prostate ainsi enlevée (poids : 15 gr.) montre un développement énorme du tissu fibro-musculaire qui a complètement envahi toute la glande ; le tissu glandulaire est plutôt atrophié et a par endroits subi la transformation kystique.

Par places, l'on constate des traînées d'infection. Les vaisseaux sont excessivement rares et plutôt atrophiés.

Vésicules séminales et canaux déférents paraissent à peu près sains.

Nous donnons seulement un aperçu rapide des lésions histologiques qui feront l'objet d'une publication à part.

Les deux observations précédentes nous suggèrent un certain nombre de réflexions :

1° *D'abord, au point de vue clinique*, voilà deux cas bien dissemblables qui aboutissent à peu près aux mêmes complications : prostatisme, rétention chronique incomplète, infection vésicale et rénale. Le premier malade est un *prostatique âgé* (68 ans), le deuxième un *prostatique jeune* (36 ans). Dans le premier cas, il s'agit d'une hypertrophie prostatique classique ; dans le deuxième cas, il s'agit d'une prostatite chronique ; mais il est curieux de noter l'évolution rapide de cette dernière, au point de vue de l'infection des voies urinaires supérieures, assombrissant ainsi le pronostic d'où, semble-t-il, la nécessité, dans des cas semblables, de pratiquer une intervention très précoce.

Il est de même intéressant de constater qu'une prostatite chronique peut entraîner les phénomènes de prostatisme les plus avancés non pas tant par son volume, mais par la dégénérescence fibreuse de la glande, dont la consistance devient dure et scléreuse, en même temps que son élasticité disparaît pour faire place à une inextensibilité complète ; enfin, nous devons retenir aussi la localisation des lésions dans la prostatite chronique pouvant reproduire

absolument celle de l'hypertrophie prostatique, lobes latéraux d'abord, lobe médian ensuite, les lésions de ce lobe
relevant des modifications du groupe des glandes sous-
cervicales.

2° *Au point de vue opératoire*, les indications de la
prostatectomie peuvent être, comme nous l'avons vu,
parfois plus urgentes dans certains cas de prostatite chronique simple que dans ceux d'hypertrophie prostatique ; —
nul doute que si nous avions opéré notre second malade
plus tôt, alors que la dégénérescence des reins n'existait pas
encore, nous l'aurions guéri comme le premier ; c'est préci-
sément parce que, dans les cas de prostatite chronique, avec
résidu vésical, l'infection survient vite, qu'on doit opérer
tôt et sinon enlever la prostate, au moins drainer la vessie
par la voie périnéale ; peut-être aurions-nous dû procéder
ainsi et faire l'opération en deux temps : drainage périnéal ;
prostatectomie.

La prostatectomie périnéale totale est d'ailleurs bien
plus facile dans les cas d'hypertrophie, lorsque la prostate
est grosse et molle, que dans les cas de prostatite chronique, lorsqu'on a affaire à une prostate petite et dure,
qu'on est obligé de sculpter pour ainsi dire.

Notre deuxième prostatectomie nous a en effet donné
beaucoup plus de mal que la première, et nous avons cependant enlevé beaucoup moins de glande (15 gr. au
lieu de 40). Quand on pratique une prostatectomie périnéale dans des cas de prostatite chronique, chez des
hommes jeunes encore par conséquent, il y aurait un
gros avantage, croyons-nous, à conserver l'abouchement
des conduits génitaux dans l'urèthre ; c'est une question
qui reste à étudier dans le manuel opératoire de la prostatectomie périnéale ; vaut-il mieux commencer à morceler
la base de la prostate, ainsi que le fait Delbet, de manière
à isoler et conserver les conduits éjaculateurs ? Est-il
préférable de les couper et de les repérer ensuite pour les

aboucher dans la boutonnière uréthrale, la prostate une fois enlevée ? — Ou bien ne serait-il pas plus sage, dans des cas semblables, d'employer la voie hypogastrique ou même de faire un Bottini ? Toutes questions que l'avenir se chargera de résoudre, à mesure que des cas analogues se présenteront à l'observation du chirurgien.

PUBLICATIONS DU D^r LE FUR

Complications et traitement de la Blennorrhagie. Mémoire lu à la Réunion plénière des trois Sociétés de Médecine de Paris, Médico-Chirurgicale, de Médecine et de Chirurgie pratiques, et Progrès Médical, 24 Décembre 1904.

Des uréthrites interstitielles chroniques. Association Française d'Urologie, Paris 1903.

Des rétrécissements inflammatoires de l'urèthre postérieur. *Annales des Maladies des organes génito-urinaires;* 1er Janvier 1905.

Un nouvel uréthroscope. Association Française d'Urologie, Paris 1903.

Étude des Prostatites chroniques (Prostatite latente). In thèse, Leconte, Paris, Mai 1902.

Des prostatites chroniques (Diagnostic et Traitement). Association Française d'Urologie, Paris 1902.

Des prostatites chroniques simulant l'hypertrophie de la prostate. Association Française d'Urologie, Paris 1903.

Des prostatites intestinales. Association Française d'Urologie, Paris 1903.

La prostatite des rétrécis. Association Française d'Urologie, Paris 1905.

Abcès volumineux de la prostate guéri par le massage. Association Française d'Urologie, Paris 1903.

Des méthodes conservatrices et de la Prostatectomie dans le Traitement des Prostatiques. Association Française d'Urologie, Paris 1904.

Sur deux cas de Prostatectomie par la voie périnéale. Association Française d'Urologie, Paris 1902.

Des Prostatiques jeunes. Société de Médecine de Paris et Progrès Médical, 7 Mai 1904.

Des prostatiques jeunes (Étude pathogénique, clinique et thérapeutique). *Bulletin de la Société de l'Internat des Hôpitaux de Paris.* Juillet 1905.

Masseur mécanique et électrique de la prostate. Association Française d'Urologie. Paris, 1902.

Spermatocystite chronique. Guérison après orchiépididymite, avec abcès et sphacèle du testicule. Association Française d'Urologie, Paris 1905.

Herpès génital compliqué d'uréthrite herpétique aseptique et de prostatite subaiguë. *Annales des maladies génito-urinaires.* Paris, 1896.

Trois cas de Lithotritie. *Annales des Maladies génito-urinaires.* Paris, 1896.

Des ulcérations vésicales et en particulier de l'Ulcère simple de la vessie. Thèse de Paris 1901. 1 volume de 800 pages avec 12 planches.

Des cystites rebelles dues à l'ulcère simple de la vessie. Association Française d'Urologie, Paris 1903.

De la dilatation électrolytique. Association Française d'Urologie. Paris, 1902.

Traitement du varicocèle, par l'électrisation des veines du scrotum. Association Française d'Urologie. Paris, 1902.

Plaie de la face antérieure de l'estomac, Gastrotomie et suture, Guérison. Presse médicale, 1899.

Néphrectomie dans un cas de rein mobile atteint de tuberculose. Association Française d'Urologie. Paris, 1902.

Infection gonococcique dans un rein déjà atteint d'hydronéphrose aseptique. Pyonéphrose gonococcique. Néphrectomie. Guérison. Association Française d'Urologie. Paris, 1904.

De la tuberculose rénale et de sa guérison spontanée. Association Française d'Urologie. Paris, 1903.

Bourges. — Imprimerie TARDY-PIGELET, rue Joyeuse, 15.

9 782019 969769